GUIDE DE LA SANTÉ

DECOUVERTE HYGIENIQUE

PAR P.-B. DESFOSSES,

Membre de la Légion d'honneur,

Qui a traité gratuitement 100 incurables

Rue de Vaugirard, 124, et rue de Valois, 8.

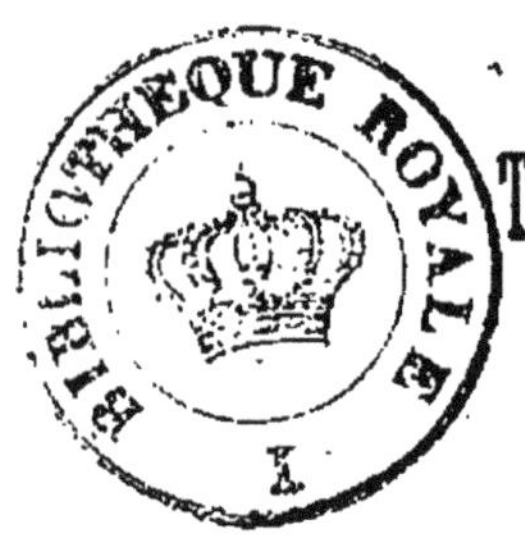

Tous ses avis et ses soins sont gratuits.

PARIS

IMPRIMERIE DUCESSOIS,

55, quai des Augustins.

1846

GUIDE DE LA SANTÉ.

TABLEAU DE LA SANTÉ.

En état de santé, le corps n'éprouve aucune douleur; il accomplit librement ses fonctions naturelles, lesquelles se manifestent par :

Une facile digestion ;

Une évacuation fécale quotidienne, sans chaleur à l'anus ; sans irritation à la sortie des urines ; chaleur et irritation qui sont des signes d'indisposition présente ou à venir ;

Un sommeil calme, pas trop long, pas trop court, ni trop profond ni trop léger.

En santé, l'on ne doit point éprouver de mauvais goût à la bouche, ni de rapports désagréables; la langue doit être nette ; aucune démangeaison ne doit être ressentie ; point de taches ni de boutons à la peau ; uniformité du teint du visage ;

Point non plus d'hémorrhoïdes ;

Point de soif excessive sans cause naturelle.

Chez la femme, la santé se manifeste, en outre,

par la régularité des règles, par l'absence de souffrances à leur retour périodique, et d'écoulements connus sous le nom de *flueurs blanches*.

Pour se défendre contre les maladies, il faut surtout, s'il règne des maladies contagieuses, se purger avec un dépuratif liquoreux, composé de substances végétales, jusqu'à ce qu'on soit revenu à l'état de santé, dont les signes certains ont été énumérés dans le tableau ci-dessus.

Nous ajouterons, et c'est une vérité que l'on ne nous contestera pas, que, quelques avantages que l'on puisse posséder du côté de l'esprit, de la fortune, etc., il n'en est pas de plus flatteur que la santé. Avec ce don précieux, l'on peut jouir de tous les avantages et les agréments de la société. De plus, la personne la moins bien partagée sous le rapport de la beauté, est toujours physiquement plus attrayante et par conséquent préférable sous tous les rapports à celle qui vit dans un état habituel de malaise et de souffrances.

DES ALIMENTS,

LEURS EFFETS PAR LE TRAVAIL DE LA DIGESTION.

La quintessence des aliments forme, après qu'ils ont reçu une première élaboration dans l'estomac, ce qu'on appelle le chyle. Le chyle forme le sang nécessaire à la substance de l'homme et pour réparer les pertes qu'il fait continuellement.

L'autre partie des aliments forme la bile et une matière visqueuse ou glaire qui demeure attachée dans l'estomac et dans les intestins.

Ce qui reste des aliments n'est bon à rien et forme la matière fécale.

COURT EXPOSÉ DE LA CAUSE DES MALADIES.

Le sang, qui est le moteur de la vie, dépose les matières qui, bien que naturelles, deviennent presque toujours, par leur corruption, l'instrument de notre destruction.

Les humeurs sont aussi naturelles que le sang; la santé ne se perd que parce qu'elles se corrompent plus facilement que toute autre partie du corps, et la preuve, c'est qu'elles sont excrémentielles, qu'elles ne s'évacuent que par les voies de déjections, et que leur infection n'est due qu'à leur corruption, à leur dégénération. C'est à cause de cela que la matière fécale et la transpiration répandent des exhalaisons si fétides qu'elles incommodent le malade lui-même et ceux dont il reçoit les soins.

La dégénération et la corruption des humeurs sont la cause de toutes les maladies.

De cette dégénération des humeurs naît la sérosité ; et plus elles sont corrompues, plus elles sont putréfiées, plus cette sérosité empoisonne, brûle et détruit promptement. Alors la mort termine l'existence, ou par la pourriture des organes qui ont été le siége de la maladie, ou en arrêtant la circulation du sang, qui est le moteur de la vie.

COURT EXPOSÉ DU TRAITEMENT CURATIF.

Purger signifie dissoudre, expulser, nettoyer, purifier. Mais purger le corps d'un malade, c'est le purger jusqu'à ce qu'il soit guéri. Cette pratique est aussi neuve que son principe est peu connu. Les moyens de guérir promptement reposent pourtant sur la purgation, qui prévient et guérit les maladies chroniques, même celles dites incurables.

La superpurgation inspire des craintes illusoires : car on ne saurait, quand on souffre, être trop purgé. Telle maladie qui a résisté à un certain nombre de doses, cède au double, au quadruple, ainsi que l'expérience le prouve et le prouvera toujours.

Ne répète-t-on pas la saignée jusqu'à vingt fois de suite ? Généralement, l'on ne répugne pas à cinq ou six saignées consécutives dans une maladie aiguë. Et cependant qu'obtient-on ? De l'affaiblissement qu'on appelle calme chez le malade, qui intérieurement est plus malade qu'avant les saignées.

Pourquoi, au lieu de saignées qui tuent, n'use-t-on pas de cinq ou six doses évacuantes qui sauveraient certainement les malades ? Alléguera-t-on la faiblesse des malades ? L'on n'est jamais trop faible pour être purgé. Le malade ne peut qu'être soulagé par l'expulsion de la putréfaction qui détruit ses forces.

Les purgatifs liquoreux, tirés exclusivement du règne végétal, donnent du ton à l'estomac et surtout au canal intestinal dont ils accélèrent le mouvement qui fait évacuer la corruption ; ils communiquent, en outre, à la circulation une impulsion qui agit sur les voies urinaires et sur l'expectoration. Enfin, les bons dépuratifs opèrent sur tous les organes de la machine animale de manière à la purifier et à leur rendre la santé.

De même que notre corps ne peut se sustenter que par une suite de repas rapprochés les uns des autres en raison de nos besoins, de notre appétit, de même il est certain qu'il ne peut se délivrer de ses impuretés, quand nous sommes malades, sans une suite de purgations.

OBSERVATIONS

SUR LES MALADIES DES FEMMES ET DES ENFANTS.

Règles immodérées, pertes et suppression des règles, puberté chez les filles, retour d'âge.

Beaucoup de femmes sont sujettes à des règles immodérées. C'est une sorte d'hémorrhagie qui a pour cause une masse d'eau répandue avec le sang ; il faut donc purger jusqu'à ce que la source en soit tarie.

L'irrégularité du flux menstruel provient de la même cause et demande les mêmes procédés curatifs.

Quelques femmes, en cessant de voir en rouge, voient en blanc. Ces dernières sont dans le même cas que celles qui ont l'écoulement appelé flueurs blanches. D'autres, à l'approche de la reproduction de leurs règles, éprouvent de très-fortes douleurs dans toute la capacité du bassin, dans la région des reins, etc. Toutes ces douleurs sourdes annoncent un mauvais état des humeurs. Aussi la santé en est-elle considérablement altérée.

C'est, ainsi que je viens de le dire, une abondance d'eau qui cause la plénitude des vaisseaux chargés de l'excrétion du flux menstruel, et qui donne lieu aux règles immodérées, vulgairement appelées pertes. C'est une abondance excessive de sérosité très-acrimonieuse qui cause la douleur ressentie à l'approche des règles ; c'est une abondance de bile et de glaires corrompues et concentrées dans les entrailles ou cavités qui produit ces écoulements de différentes couleurs. On a reconnu qu'ils pouvaient simuler une gonorrhée.

La nature, en donnant un fluide superflu à la femme (les règles) a pratiqué une voie pour l'expulsion de ce fluide ; et quand la femme est malade, c'est-à-dire lorsqu'elle a les cavités remplies d'humeurs corrompues, la nature se sert de la même voie pour en expulser le superflu ; c'est alors un ruisseau qu'elle établit.

Les femmes qui sont dans cet état ont presque toujours l'estomac délabré et douloureux. Elles se figurent alors que c'est parce qu'elles sont affectées d'écoulements qu'elles ont l'estomac malade, tandis qu'au contraire, c'est parce qu'elles sont malades de l'estomac qu'elles ont ces écoulements.

La cause qui produit les pertes est la même que celle qui produit le retard et la suppression des règles.

Cet accident est produit par la plénitude humorale et par la présence d'une sérosité qui obstrue les conduits et les organes de la sécrétion ou de l'excrétion de ce flux.

Toutes les femmes dans cet état éprouvent des maux de tête, des douleurs dans toutes les parties du corps; elles éprouvent de la fièvre, des dégoûts, la perte de l'appétit, de l'insomnie, etc.

Le retard de l'état nubile chez les filles, le retour d'âge chez les femmes, n'ont pas d'autre cause que la plénitude humorale qui obstrue leurs organes sexuels : ce qui est naturel ne rend point malade ; si les filles se portaient bien à l'époque de leur puberté, aucune ne ressentirait d'incommodité à l'approche des règles.

Les femmes enceintes et celles qui sont arrivées à l'époque du retour ne perdent leur santé que par la même cause qui rend malades un homme et un enfant.

Traitement pendant les règles.

La femme serait bien à plaindre s'il fallait attendre la fin de son époque menstruelle pour lui porter secours dans un cas d'épidémie ou tout autre danger imminent. Mais purger, pendant les règles, avec un médicament inoffensif, n'est point nuisible, car cette médication rétablira elle-même les règles supprimées, dont elle ne peut qu'accélérer l'évacuation. Néanmoins, il est toujours préférable de s'en abstenir quand l'indisposition est légère.

Nous rappellerons que le temps des règles exige beaucoup de propreté. Le sang menstruel a quelquefois tant de causticité, que les personnes qui sont en cet état ne peuvent entrer dans les celliers, dans les cuisines, dans les offices, etc., sans qu'il en résulte la perte des différentes liqueurs et des mets sur lesquels se portent les miasmes du flux menstruel. C'est un signe certain de mauvaise santé. Un mois de traitement avec mon dépuratif fera disparaître cette causticité du fluide moteur de la vie.

Femmes enceintes.

En purgeant une femme enceinte, indisposée ou sérieusement malade, non-seulement on garantira l'enfant de la corruption, mais on garantira encore la mère d'une fausse couche, et l'on guérira deux individus, la mère et l'enfant.

La grossesse occasionne, mais ne cause pas la maladie qui est toujours le résultat de la corruption des humeurs.

L'enfant formé des fluides d'une mère malade ne peut être solidement constitué.

Saigner une femme enceinte est plus nuisible que sa maladie. Que les femmes enceintes usent du purgatif, qui nettoie les entrailles et purifie le sang ; elles éviteront des fausses couches et autres accidents ; elles mettront au monde des enfants vigoureux, et non des enfants malades en naissant comme avant de naître.

Accouchement laborieux.

Si une femme n'accouche pas librement, c'est que ses cavités renferment des humeurs corrompues, et que son sang, qui en est surchargé, les a rassemblées dans les vaisseaux qui avoisinent le siége de la grossesse, où elles ont pu, d'ailleurs, être attirées par le travail de l'accouchement.

La nature a pourvu à tout ; il ne faut pas toujours croire aux vices de conformation, aux passage et bassin étroits : il faut franchement vouloir reconnaître la cause de la maladie et y remédier par la purgation.

Si, après l'accouchement, la femme est bien portante, on la nourrit et on la fortifie ; si, au contraire, elle est souffrante, il faut la purger, car elle ne saurait trop tôt l'être.

Lait épanché.

C'est une erreur de penser que les maux qui surviennent aux seins d'une femme qui nourrit ou qui a nourri, ont pour cause le lait. Ce liquide qui est un produit du sang, ne doit pas être confondu avec un pus corrosif. Le lait n'est mauvais que parce que la femme est malade, et qu'alors les humeurs, plus ou moins corrompues, passent dans le sang et causent, par conséquent, l'altération du lait, altération non moins fatale à l'enfant qu'à la mère.

Descente de matrice, du vagin, de l'intestin rectum, ou anus.

Les descentes de matrice, du vagin, de l'intestin rectum ou anus, n'ont d'autres causes que la dépravation chronique des humeurs. Ces trois affections sont, comme les hernies, l'effet d'un relâchement des attaches ou ligaments, conséquence de cette dépravation ; de sorte que, plus on diffère à y remédier, plus il y a de difficultés à guérir, surtout quand les personnes sont avancées en âge, et quand leurs humeurs sont dans un état de dépravation ancienne. Ces infirmités sont, beaucoup plus souvent qu'on ne pense, l'effet d'une maladie, ou au moins celui d'une mauvaise nature des fluides. La cause de ces affections est attribuée communément à des exercices violents, à des efforts, à des cris, bien que ces descentes ou hernies surviennent également chez les femmes qui n'ont éprouvé aucun de ces accidents.

Presque toujours ces affections ont été précédées de coliques; quelquefois elles apparaissent dans un accès de ces douleurs intestinales. Toutes ces affections ont une cause unique à laquelle on remédie en dépurant le sang. Cette cause, c'est un relâchement des tissus. En effet, quand les humeurs sont corrompues et quand le sang en est surchargé, les chairs, les parties contenantes, ne sont plus alimentées que d'un fluide débilitant et relâchant; l'équilibre entre elle et les parties contenues est détruit; la force contentive est alors au-dessous de sa surcharge, et la descente ou hernie survient.

Nourrice.

Quand une femme qui nourrit devient gravement malade, il faut qu'elle cesse de nourrir si elle veut conserver la vie à son enfant; mais si elle n'est que légèrement indisposée, elle doit se purger tous les deux jours avec un bon purgatif liquoreux, et avoir soin d'allaiter son enfant des deux seins, au moins une fois pendant les effets de la purgation, afin d'empêcher son lait de disparaître.

Quand une mère et un enfant sont malades, la mère, en se purifiant le sang, purge et guérit son enfant.

Nouveau-nés.

Les enfants du plus jeune âge ont souvent des coliques qui leur font jeter des cris lamentables. Si les personnes qui leur donnent des soins veulent suivre les conseils de mon expérience, elles s'empresseront de les purger toutes les fois que, sans causes apparentes, ils accuseront par leurs cris de vives douleurs. En suivant mes conseils, elles se procureront de la tranquillité et rendront la santé à leurs enfants.

Dentition.

L'inflammation et la douleur qui se portent à la bouche des enfants et même des adolescents sont attribuées généralement au travail de la dentition. L'on ne s'apercevrait pas de leur dentition, et les dents leur pousseraient même sans qu'ils fussent incommodés si les humeurs de ces enfants n'étaient point dégénérées et corrompues. C'est le travail de la dentition qui attire cette humeur dégénérée et corrompue dans la bouche et sur les gencives, car les dents ne peuvent être la cause des souffrances que l'on est susceptible d'y éprouver à tout âge.

Si l'on purifiait le sang en faisant évacuer les humeurs corrompues, qui tuent plus de la moitié des enfants et causent la mort prématurée de beaucoup d'adultes, l'on pourrait juger bientôt des bienfaits de la médecine naturelle.

Mauvais allaitement.

Une purgation dépurative, bienfaisante et jamais nuisible, changera toujours les mauvaises constitutions que les enfants reçoivent souvent des nourrices malades.

Glandes dites de croissance.

Les glandes ne sont jamais tuméfiées et engorgées que par les humeurs dégénérées et corrompues que le sang dépose dans ces parties. C'est donc une erreur de croire que l'engorgement des glandes est nécessaire à l'accroissement des enfants.

Incontinence d'urine.

Les enfants qui, même dans un âge avancé, laissent échapper leur urine au lit, ne le font pas par négligence, par paresse; c'est une maladie particulière, qui sera détruite en leur dépurant le sang.

Saignement de nez.

Cette incommodité ne disparaît jamais sans que l'enfant ou l'adolescent éprouve, par la suite, une maladie plus ou moins grave causée par la corruption des humeurs, qui ne se déplacent que pour produire une autre affection.

Pour éviter les accidents qui peuvent résulter du saignement de nez, il faut dépurer le sang, jusqu'à ce que cette incommodité ait tout-à-fait disparu, car elle est l'effet de la dégénération des humeurs.

Poux.

Les poux naissent de la dépravation des humeurs; la cause en est donc toujours interne. La négligence de peigner les cheveux et de tenir la tête dans un état de propreté convenable entretient cette vermine.

Cette affection, appelée pédiculaire, est détruite, comme toutes les autres, par l'expulsion des humeurs dépravées. Ce qui prouve que la cause des poux est toujours interne, c'est qu'alors qu'un enfant tombe malade après que ses poux ont disparu, l'humeur qui se portait à la peau, et qui y entretenait la vermine, se porte sur une autre partie du corps.

Teigne.

L'on ne guérira jamais radicalement la teigne qu'en médicamentant au dedans, et non au dehors. L'expérience a prouvé que, si la teigne quitte son siége par suite du traitement ordinaire, le sujet n'en reste pas moins affecté, différemment il est vrai, parce que son sang n'a pas été dépuré. La destruction de cette maladie ne peut avoir lieu que par l'entière évacuation de sa cause interne.

Petite vérole.

La petite vérole n'est autre chose qu'une crise ou évacuation salutaire que fait la nature ; tous les êtres sont exposés à subir ces éruptions. La cause de cette maladie est la dégénération des humeurs qui se transforment en pus ; ce sont ces matières qui causent la fièvre, l'assoupissement et les douleurs en gênant la circulation du sang, qui tend à sa dépuration et cherche à porter ces matières à l'extrémité des vaisseaux pour s'en débarrasser.

Pour empêcher que cette maladie ne cause la mort, et pour prévenir tous autres accidents, surtout quand elle est contagieuse et qu'elle a fait irruption dans la contrée où l'on se trouve, il faut sans retard provoquer des évacuations réitérées. En supposant que ce ne fût pas la petite vérole, le malade sera guéri, par ces évacuations, de la maladie dont il est atteint.

Rougeole.

La rougeole n'exige pas d'autre traitement que la petite vérole.

Coqueluche.

L'embarras et l'encombrement des premières voies par la plénitude humorale causent plus sou-

vent les rhumes chez les enfants et les grandes personnes, que les transitions du chaud au froid.

Il est d'usage de s'en tenir à des adoucissants.
Cependant, si ces adoucissants calment la maladie, ils n'en détruisent pas la cause, et c'est pour
cela même que les malades la conservent toujours intérieurement, et que, dans la suite, elle
leur occasionne des maux de tous genres.

La coqueluche doit être traitée, comme la maladie précédente, par un bon purgatif.

Croup.

Le croup n'a point une cause différente de celle
de toutes les autres maladies du corps humain, et
les moyens curatifs ne doivent pas différer non
plus de ceux que la nature indique et dont l'expérience confirme chaque jour les bons effets, la
purgation.

La corruption dont sont imprégnées les humeurs leur donne différentes natures. Je ne crains
donc pas d'avancer que la membrane du croup est
engendrée par les matières humorales qui crou-
pissent dans les premières voies dès longtemps
avant l'existence déclarée du croup. Ce qui arrive
dans ce cas se passe également dans le vin, le vi-

naigre, la bière, le cidre, etc., où l'on trouve ces mêmes croups engendrés par la présence d'un agent qui réside dans ces liquides.

Les enfants sont tous sujets à des plénitudes humorales qu'on abandonne trop souvent à la nature, et cependant ils n'ont point la ressource de l'expectoration, car ils ont rarement l'aptitude de cracher.

La santé s'altère par suite du progrès de cette maladie quand on ne s'empresse pas d'en évacuer la cause : c'est alors que la fièvre et les douleurs arrivent, que l'affection de la poitrine devient sensible, la respiration gênée, et que la voix s'altère profondément. Néanmoins, si la matière purulente n'a pas séjourné assez longtemps pour avoir endommagé les viscères, et si la membrane n'a point encore acquis une consistance indestructible, on sauvera la vie au malade en le traitant avec l'élixir.

TUBE DIGESTIF.

Il n'est pas d'organe qui soit plus sujet à un aussi grand nombre de maladies que ne le sont l'estomac et les intestins. Cela tient au rôle important qu'ils remplissent : il est prouvé que toutes les

maladies chroniques, et même celles qui sont ai-
guës dépendent souvent tout à la fois et des embarras de l'estomac et des intestins, et de l'altération des humeurs, et de l'irritation et de l'inflammation de quelques autres organes. D'après ce
principe bien reconnu, il est facile de sentir la
nécessité de dépurer le sang, de calmer, de rafraî-
chir nos tissus, de fortifier nos organes en les dé-
barrassant de cette surabondance de matières humorales qui séjournent dans le tube digestif. On
dépure le sang par l'emploi de notre élixir, qui fa-
vorise la transpiration insensible, pousse aux
urines et rafraîchit nos organes en les déblayant.

Par ce remède, très-tonique quoique très-évacuant, on déblaie, en les fortifiant, l'estomac et
les intestins, et je crois, en mon âme et conscience,
que c'est la marche à préférer et la seule efficace
pour rétablir la santé.

CRISES SALUTAIRES NATURELLES, OU PROVOQUÉES PAR UN BON DÉPURATIF.

La diarrhée, les dévoiements, les différentes
éruptions dans le cuir chevelu ou peau de la tête
et autres voies des excrétions, sont des crises aux-
quelles tous les âges sont assujettis, principale-

ment l'enfance ; elles sont salutaires, sans doute, toutes les fois que leur terminaison est heureuse, puisque c'est par elles que beaucoup d'êtres aban-donnés pour ainsi dire au hasard survivent à leurs souffrances. La nature, dans beaucoup d'êtres, est sans contredit son premier médecin; mais si elle se suffit souvent, plus souvent encore elle succombe; elle ne rejette jamais les secours qui sont propres à la conduire à la dépuration du fluide moteur de la vie, but vers lequel elle se dirige constamment. Si on ne l'abandonnait pas si souvent à elle-même ; si l'art, plus sûr dans sa marche, l'aidait par l'évacuation de la corruption, l'on sauverait la vie à un grand nombre d'êtres de tout âge; l'on délivrerait les autres de leurs souffrances, et, finalement, on ex-tirperait les maladies chroniques, toutes très-diffi-ciles à guérir, alors que, par négligence ou in-souciance, on leur a laissé le temps de s'invétérer.

La dépuration du sang, pratiquée dans ces vues et à cette fin, est toujours à propos : c'est parce qu'on la néglige ou parce qu'elle est insuffisam-ment pratiquée, que la nature devient impuis-sante, et que la mort prématurée termine l'exi-stence de tant d'êtres qui avaient tous les droits à la vie. Qui n'a pas été témoin ou n'a pas entendu parler des débats élevés, même aux pieds du lit des malades, au sujet des noms à donner aux ma-ladies dont ils sont atteints, et qui les précipitent au tombeau, victimes de la perte du temps si précieux perdu dans ces futiles délibérations.

On peut éviter ces malheurs en suivant la méthode dépurative, car elle prescrit et donne les moyens d'atteindre la source de la maladie et de la détruire.

RHUMES, ENROUEMENTS, TOUX.

La toux est le plus souvent causée par un amas de matières plus ou moins acrimonieuses, qui s'est formé dans les premières voies. Il y a beaucoup de personnes qui sont très-sujettes à s'enrhumer. Cette disposition provient d'une plénitude humorale : l'âcreté des matières, en se posant sur les bronches, excite la toux ; sur la trachée artère, elle produit l'enrouement.

En faisant usage de mon dépuratif, on se débarrassera de cette affection. Cette pratique est préférable aux moyens en usage, car c'est en cherchant à adoucir ces matières que des rhumes négligés dégénèrent en maladies de poitrine incurables.

ÉLIXIR:

VÉRITABLE PANACÉE; SES PROPRIÉTÉS.

Pour les maladies suivantes, et dont la guérison est assurée par l'usage de cet élixir, il faut, si l'on désire s'éclairer des avis de l'auteur, indiquer son âge, son tempérament, sa profession, ses habitudes.

Fièvres.	Embonpoint.
Hydropisie.	Pléthore.
Maladies de poitrine.	Consomption.
Pleurésie.	Maladies mentales.
Fluxion de poitrine.	Apoplexie.
Asthme.	Paralysie.
Catarrhes.	Épilepsie.
Vomissements.	Maux d'yeux, de bouche, de
Tiraillements d'estomac.	dents.
Coliques.	Polype.
Choléra.	Rhumatismes.
Dyssenterie.	Goutte.
Constipation.	Sciatiques.
Vents.	Crampes.
Hémorrhoïdes.	Tumeurs.
Néphrésie vraie.	Dépôts et ulcères.
Fausse Néphrésie.	Humeurs froides.
Graviers, pierre.	Dartres.
Ischurie.	Maladies vénériennes.
Jaunisse.	Etc., etc.

Avec cet élixir on peut, sans aucune préparation quelconque, et sans renoncer à ses habitudes, se guérir soi-même de toutes les maladies récentes et chroniques. Désormais l'on ne dira plus qu'une maladie chronique est un ennemi avec lequel il faut vivre, puisqu'il suffit de quelques cuillerées de cet élixir pour en arrêter les progrès et pour en opérer la guérison en peu de temps. Il suffit d'en prendre seulement une cuillerée tous les deux jours.

Cet élixir est composé exclusivement de substances végétales très-pures. On peut en faire usage en toutes saisons : il n'exige aucune préparation, n'interrompt ni les habitudes ni le sommeil; on peut en donner à un enfant de deux mois, aussi bien qu'à un vieillard de soixante-dix ans.

MANIÈRE DE PRENDRE CET ÉLIXIR.

Il faut le prendre cinq heures après avoir mangé, soit le soir, soit la nuit ou le matin à jeun, et à toute heure dans les cas urgents; néanmoins, il est préférable de le prendre le matin à jeun.

La dose est d'une cuillerée à bouche. Aussitôt après l'avoir prise, on doit boire un quart de verre d'eau très-sucrée, préparée à l'avance; moitié de cette dose pour les enfants de deux à sept ans.

Au moment des évacuations, il faut boire du bouillon coupé avec de l'eau sucrée, ou une tisane quelconque, mais préférablement, toutefois, une infusion de chicorée sauvage sucrée ou non.

Si le lendemain de la prise de la première cuillerée, on éprouve encore des coliques, courbatures, ou oppressions dans l'estomac, ce qui serait l'effet du déplacement des humeurs, l'on ne doit point hésiter à en prendre une autre cuillerée : car, au lieu d'augmenter les douleurs ou coliques, comme le malade pourrait l'appréhender, cet élixir les calmera en lui donnant la force d'évacuer les humeurs qui gênent la circulation du sang.

Les coliques, courbatures ou oppressions quelconques, occasionnées par l'usage de cet élixir, sont des symptômes certains d'une maladie plus ou moins grave, et de l'action que fait sur elle ce puissant traitement. Il faut, si cela est possible, en prendre tous les deux jours sans interruption, jusqu'à parfaite guérison. Le temps ne fait qu'améliorer cet élixir.

Si la première cuillerée procure quatre selles au moins, l'on continuera de prendre cette dose tous les deux jours. Dans le cas contraire, il faut en prendre le lendemain une cuillerée et demie pour obtenir au moins quatre selles. Quand on connaîtra la dose qui convient pour agir suffisamment sur les humeurs, on continuera de prendre cette dose tous les deux jours.

Malgré les vertus de cet élixir, il ne faut pas, dans le traitement des maladies chroniques, s'attendre à un mieux bien sensible dans la première quinzaine du traitement ; il survient quelquefois, au contraire, un petit malaise général et un peu de faiblesse causés par le déplacement et la circulation des humeurs corrompues.

Cet élixir opère sur toute l'économie en s'infiltrant dans toutes les veines ; il donne du ton à l'estomac et principalement au canal intestinal ; il en accélère le mouvement péristaltique, mouvement à la faveur duquel la circulation reçoit une impulsion qui provoque la sortie des humeurs ; il parcourt et fortifie les glandes prostates et les vésicules séminales, ainsi que toutes les autres parties des organes sexuels ; il nettoie et purifie en dissolvant les matières épanchées, et il en opère l'expulsion par les voies excrétoires.

La propriété de cet élixir est telle, il guérit si sûrement, qu'il rend aux malades leur constitution et leur santé primitives, à ce point qu'aucun reliquat ne vient influer par la suite ni sur leur constitution, ni sur celles des personnes qui cohabitent avec eux, ni même sur les enfants qu'ils peuvent procréer.

OBSERVATIONS

SUR LES EFFETS DE CET ÉLIXIR.

Mon dépuratif ne guérit pas, il est vrai, en quelques jours seulement, en quelques semaines, des maladies chroniques qui ont jeté dans l'économie de profondes racines; et quand il en a expulsé la cause, il faut encore quelque temps pour ramener à leur état normal les organes qui ont été longtemps tourmentés et affaiblis, principalement ceux qui ont été le siége de ces maladies, ce qui demande de la part du malade un peu de patience. Mon élixir porte son action sur la masse des fluides, et en provoque l'expulsion par les voies urinaires; il facilite aussi l'expectoration; il agit, en outre, sur tous les émonctoires; il agit enfin sur tous les organes excrétoires de la machine animale, pour la dépurer et la purifier. Si l'usage en est répété, comme l'exige toute maladie chronique, il subtilise la fluxion, délivre la nature de la chaleur brûlante, de la sécheresse et de l'inflammation, en un mot, de toutes les affections qui peuvent atteindre l'espèce humaine. Ce dépuratif ne peut pas toujours être pris sans que les malades en ressentent momentanément quelques coliques qu'ils attribuent souvent à l'élixir lui-même. C'est une erreur. La sérosité chaleureuse et brûlante qui est répandue dans la masse des humeurs, et que cet élixir ramène des parties éloignées dans le canal intestinal, où il la rassemble pour l'expulser ensuite par les voies basses, cause nécessairement quelques coliques, même quelquefois jusqu'à son entière expulsion. Ce qui prouve l'acrimonie de cette matière, c'est que, quand elle sort en abondance, l'anus en est aussi douloureusement affecté que si on l'eût seringué avec de l'eau bouillante. Il doit être consolant pour le malade de la sentir au passage, puisque ces douleurs lui annoncent un soulagement prochain. Du reste, le plus souvent, aux doses suivantes, il n'éprouve plus ces souffrances, qui n'ont guère lieu qu'au commencement du traitement, et en raison de la malignité des humeurs, souffrances qui s'affaiblissent et cessent entièrement à mesure de l'atténuation de leur cause. La faiblesse qu'on éprouve au début du traitement est un effet du vide des parois des viscères et des vaisseaux, vide causé par l'évacuation des humeurs dont ils étaient imprégnés, et qui se fait sentir jusqu'à ce que ces parties soient suffi samment dégagées et recouvrent leur tonicité naturelle.

A cette cause d'affaiblissement se joint la chaleur plus ou moins ardente de la sérosité, chaleur qui a pour cause l'agitation ou la mise en mouvement provoquée par mon dépuratif. La prompte évacuation de cette matière contribuera puissamment au rétablissement des forces.

Ce médicament, quoique très-évacuant, est très-tonique, qualité nécessaire pour ramener la fibre à son état normal, sans lequel il ne peut y avoir retour à la santé.

Chez certains malades, l'abondance de la sérosité est parfois si considérable, que quelques-uns d'entre eux se figurent qu'après s'être purgés quelque temps et en avoir rendu beaucoup, ils doivent désormais renoncer à leur traitement, qu'ils n'ont plus rien à rendre. Qu'ils s'arment de courage et de patience, et continuent jusqu'à entière guérison. L'on ne saurait trop dépurer le corps des mauvaises humeurs qui l'empoisonnent, ce dont, il est vrai, beaucoup de médecins ne veulent pas convenir, probablement parce qu'on se passerait d'eux.

Ce remède et cette méthode rencontreront peut-être quelques incrédules. Toutefois, quand on songe que jusqu'à présent l'art de guérir a été un art conjectural, et quel'on en est encore réduit à invoquer le vieux Hippocrate comme le promoteur du meilleur système médical connu, l'on se dit que la médecine est non-seulement stationnaire, mais qu'elle est rétrogade. Tout a progressé, sciences et industrie ; la médecine seule est restée immobile. L'humanité souffrante attend son Copernic, qui assoiera irrévocablement la médecine sur des bases tellement fixes et arrêtées, que tout changement proposé sera un mensonge; il sera alors donné à l'homme de vivre de sa vie et de mourir de vieillesse, selon la force de sa constitution.

Nous terminerons ce petit écrit par un dernier mot: Administrer un dépuratif n'est pas une méthode tout à fait nouvelle : les anciens en faisaient une judicieuse application. Loin de nous la pensée d'en revendiquer la découverte. Ce qui restait à découvrir, c'était un médicament dont les propriétés fussent assez générales pour combattre les diverses maladies humaines. Sans doute, l'on a reconnu depuis longtemps la nécessité d'expulser du corps les diverses humeurs qui peuvent l'affecter. On les a même longtemps combattues par un assez grand nombre de purgatifs spéciaux ; malheureusement, cette distinction minutieuse, que les médecins ont cherché longtemps à établir entre les différentes natures d'humeurs qui peuvent empoisonner le sang et désorganiser nos tissus, n'a pas été sans faire quelques victimes, bien que, assez souvent, elle ait donné lieu à des cures qui tenaient du miracle, cures qu'on aurait obtenues assurément par l'emploi d'un médicament dont les propriétés plus générales eussent eu la vertu de combattre toutes les maladies. On les aurait obtenues, ces cures merveilleuses, avec un médicament dont la vertu infailliblement dépurative eût été aussi efficace, mais n'eût pas, par ces propriétés spéciales que l'on s'efforçait de rechercher, causé les erreurs fatales dans lesquelles on est tombé par la difficulté, qui n'est pas moindre aujourd hui qu'autrefois, de reconnaître exactement l'affection ou le principe de l'affection à combattre.

Pour obtenir ces mêmes cures, il fallait trouver un remède qui, ayant une vertu dépurative par excellence, pût s'appliquer, sauf les proportions de doses déterminées par les âges et les constitutions, à toutes les maladies, quels que soient leurs symptômes équivoques, et surtout être pris en petite quantité pour être toujours inoffensif, et continué pendant longtemps sans jamais avoir le moindre inconvénient. Telle est la vertu de notre élixir, que, administré ou pris suivant les prescriptions indiquées dans notre *Guide de la Santé*, et avec les précautions et dans les circonstances que nous indiquons, il guérira, comme il a constamment guéri, les maladies chroniques les plus invétérées, les maladies chroniques réputées incurables. Et n'eût-il, cet élixir, que des propriétés prophylactiques, c'est-à-dire que les propriétés d'arrêter, de tenir en échec certaines maladies chroniques déjà abandonnées comme incurables, il mettra les malades à l'abri de longues et souvent d'intolérables douleurs, et prolongera leur existence autant que celle des personnes les plus favorisées de la santé et qui n'ont jamais été atteintes de ces maladies.